CONGRÈS DE L'ASSOCIATION FRANÇAISE D'UROLOGIE

PARIS, Octobre 1903

Résultats de la

PROSTATECTOMIE PÉRINÉALE

pour hypertrophie de la prostate

(21 cas personnels)

Par VICTOR PAUCHET

Ancien Interne-Lauréat des Hôpitaux de Paris

Chirurgien des Hôpitaux d'Amiens

Membre Correspondant de la Société de Chirurgie de Paris

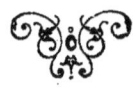

AMIENS

IMPRIMERIE PICARDE

71, RUE FRÉDÉRIC-PETIT, 71

1903

CONGRÈS DE L'ASSOCIATION FRANÇAISE D'UROLOGIE

PARIS, Octobre 1903

Résultats de la

PROSTATECTOMIE PÉRINÉALE

pour hypertrophie de la prostate

(21 cas personnels)

Par **VICTOR PAUCHET**

Ancien Interne-Lauréat des Hôpitaux de Paris

Chirurgien des Hôpitaux d'Amiens

Membre Correspondant de la Société de Chirurgie de Paris

AMIENS

IMPRIMERIE PICARDE

71, RUE FRÉDÉRIC-PETIT, 71

1903

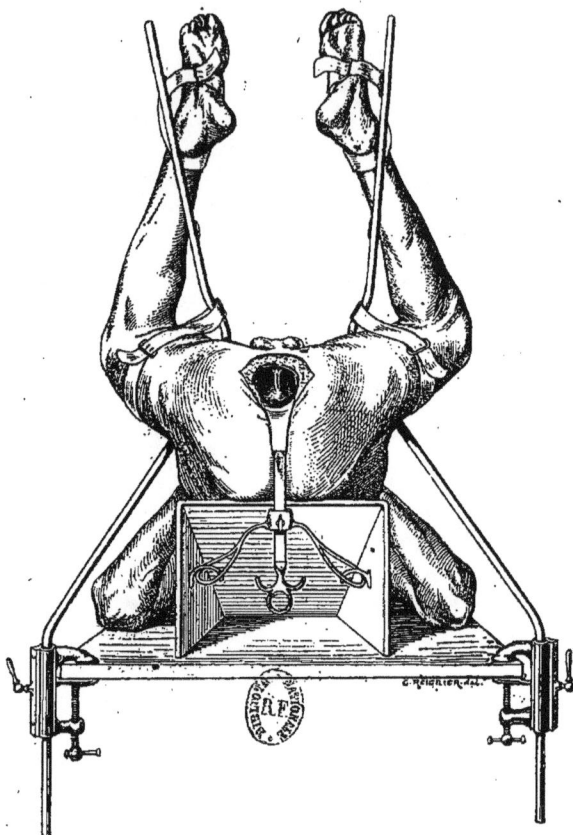

Malade placé dans la position assise renversée. Le périnée regarde le plafond de la salle d'opération. Un pupitre soulève le bassin. La valve de Proust abaisse le rectum. On voit la loge prostatique au fond de la plaie. (1).

(1) Je dois ces figures à l'amabilité de mon ami Robert Proust. (Prostatectomie périnéale).

A) INDICATIONS DE LA PROSTATECTOMIE

Des travaux récents ont prouvé la légitimité de la suppression chirurgicale de la prostate hypertrophiée.

A la notion d'atonie primitive de la vessie, on a substitué celle d'atonie secondaire, par surmenage consécutive à la compression urèthrale. L'atonie primitive de la vessie est aussi rare que la dilatation primitive de l'estomac. Celle-ci résulte d'un obstacle pylorique ; (néoplasme, rétrécissement, spasme) ; celle-là est consécutive à la lutte prolongée du muscle vésical contre l'obstacle prostatique, en supprimant ce dernier, surtout si cette supression est exécutée avant la sclérose complète de la vessie, les mictions redeviennent normales, la tonicité vésicale reparaît.

La lésion connue sous le nom d'hypertrophie prostatique est une tumeur bénigne analogue à l'adénofibrome du sein, au fibromyome utérin, au goître etc. — On supprime ces dernières tumeurs, quand elles produisent des accidents.

La prostatectomie est donc aussi légitime que la tyroïdectomie et l'hystérectomie.

Doit-on opérer systématiquement tous les prostatiques ? Une formule absolue ne convient à aucune affection chirurgicale.

Il y a des fibromes utérins et des goîtres *qu'il ne faut pas*, ou *qu'on peut ne pas* opérer. De même il existe des prostatiques à qui l'hygiène simple, voire même l'usage de la sonde, conviennent mieux qu'une cure radicale.

Chez nos **21** malades, nous sommes intervenus pour les accidents suivants : rétention aigue, rétention chronique avec distension, rétention incomplète chez des non infectés et chez des infectés, calculs chez les prostatiques, hémorragie consécutive au cathétérisme.

1° Rétention aigue

Nous n'avons jamais opéré d'urgence, par l'ablation totale, des rétentionnistes aigus ; et cela pour plusieurs raisons : la première, c'est que les malades étaient vus sur place et que la prostatectomie ne se fait pas à domicile ; la seconde raison c'est que la plupart de ces maladies étaient examinés à un moment quelconque de la journée, sans aucune préparation sans évacuation du tube digestif et parfois à une heure où l'intervention aurait dû s'exécuter à la lumière artificielle. La troisième raison pour laquelle je me suis abstenu, est la crainte d'un abondant suintement sanguin, au cours de l'intervention ; on sait en effet que des accès de rétention sont dus à une poussée congestive pelvienne, qui est elle-même accrue par la rétention aigue.

J'ai donc temporisé chez quatre rétentionnistes aigus que j'ai opérés par la suite. Tous les quatre étaient porteurs de fausses routes récentes. Chez deux d'entre eux, j'ai fait une cystostomie temporaire ; chez le troisième, j'ai placé une sonde à demeure ; chez le quatrième, par suite de circonstances spéciales, je n'ai pas pratiqué de cathétérisme, et j'ai introduit dans la vessie une aiguille de Roux par la voie hypogastrique. La vessie s'est vidée goutte à goutte par l'aiguille, durant vingt-quatre heures, et j'ai opéré le malade le lendemain.

Ces quatre opérations se sont faites à des dates différentes par rapport aux accidents de rétention aigüe. La première prostatectomie a été pratiquée six mois après la création du méat suspubien (les urines n'avaient jamais repassé par la verge) ; chez le second, l'opération radicale se fit trois semaines plus tard. Chez ces deux malades, le méat suspubien s'est fermé immédiatement. Chez le troisième malade, la seconde opération a été exécutée au bout de huit jours ; chez le quatrième au bout de trente-six heures, après la crise aigüe.

2º Rétention chronique avec distension

J'ai opéré deux malades dans ces conditions. La vessie atteignait les environs de l'ombilic. Ils urinaient par regorgement. J'ai pratiqué d'emblée la prostatectomie. Chez ces deux opérés, j'ai trouvé des abcès intraprostatiques. L'un d'eux est mort. Il portait des lésions de pyélonéphrite suppurée. Le second est en voie de guérison et commence à se lever. Je crois qu'en principe, il est préférable de ramener la vessie à sa capacité minima et de désinfecter le malade pendant quelques semaines, avant l'opération.

3º Rétentions Incomplètes.

J'ai opéré dix malades dans ces conditions. Les uns étaient infectés, mais sans apparence de lésions rénales graves ; les autres avaient les urines claires. Trois d'entre eux n'avaient jamais été sondés ; mais comme ils étaient âgés de 55 à 65 ans, et portaient une volumineuse prostate, je crois leur avoir rendu service en prévenant la rétention ou l'infection toujours possible, et en supprimant d'emblée l'obstacle.

Aucun de ces malades ne vidait complètement sa vessie avant l'opération. Chez trois d'entre eux, il y avait un résidu de 30 à 40 grammes. Chez les autres, la quantité résiduale variait de 100 à 300 grammes.

4º Hemorrhagie.

J'ai opéré plusieurs malades, dont le principal accident était l'urèthrorrhagie, survenue à plusieures reprises à la suite du cathétérisme. Contrairement à ce que je croyais, l'opération dans ces formes congestives, s'est exécutée avec une perte de sang insignifiante. Cela tient à ce que, dans les cas où le toucher révèle une prostate molle, lisse et mobile, la décortication est très facile, et l'énucléation s'exécute avec une grande aisance. Ces cas sont aussi ceux qui donnent les meilleurs résultats post opératoires. Je pense que ce succès éloigné est dù à ce que les malades se font opérer avant d'avoir épuisé leur vessie avec les ressources du cathétérisme.

5º Age du malade.

J'ai opéré un malade de 55 ans et deux vieillards de 76 ans. J'ai refusé d'intervenir auprès de deux vieillards de 82 et 85 ans qui réclamaient l'opé-

Le malade toujours dans la même position. La prostate a été fendue sur la ligne médiane. Deux pinces à traction écartent les deux moitiés de l'organe et montrent au milieu l'urèthre prostatique fendu dans toute sa longueur.

ration. Actuellement, j'extirpe une prostate en 15 ou 20 minutes, et j'accepterai peut-être d'opérer ces deux derniers malades. Ils étaient d'ailleurs secs, sobres, et résistants. Chez tous les patients jeunes, j'ai averti l'intéressé de l'impuissance génitale consécutive à l'opération.

B) ÉTAT DES LÉSIONS

Je ne décrirai pas les lésions propres à l'hypertrophie prostatique. Elles ont été complètement exposées dans le remarquable livre de mon collègue et ami Robert Proust. Je signalerai simplement la variabilité des tissus que j'ai rencontrés dans mes vingt-et-une interventions.

J'ai trouvé *trois sortes de prostates*.

Les unes sont de véritables adeno-fibromes, de *consistance assez molle* mais pas trop friables. Leur décortication est facile. L'opération est simple et ne donne pas d'hémorragie; la cicatrisation est rapide. C'est ce que j'ai constaté dans les 2/3 des cas.

Il y a *des prostates dures*, fibreuses dont la décortication est impossible. On est forcé de les enlever par morcellement; on éprouve d'autant plus de difficultés à respecter l'urèthre et la vessie, qu'il est impossible d'amener l'organe dans la plaie, et qu'il faut aller tailler sur place la guangue scléreuse, dans laquelle il est confondu. Dans un cas, la vessie a été totalement séparée de l'urèthre; et celui-ci a été enlevé en totalité, sur une longueur de 2 à 3 centimètres. Il s'agissait d'un calculeux. Quatre-vingts jours après l'opération, la fistule périnéale était fermée; et le malade urinait normalement par la verge. Aucune suture n'avait été pratiquée.

Chez un malade atteint d'infection de la vessie et des reins, et porteur d'une masse fibreuse prostatique et périprostatovésicale, j'ai ouvert le cul de sac péritonéal et attiré une anse d'intestin grêle dans la plaie; le malade a guéri.

Il y a enfin des *prostates infectées et bourrées de petits abcès;* l'organe est transformé en une éponge de pus. L'opération est assez laborieuse, car le tissu prostatique est friable, et réduit à des proportions infimes. Ces cas guérissent pourtant très bien après le « déchiquetage » de la masse purulente.

L'application des sondes à demeure ou le passage de béniques déterminent dans les cas infectés, des réactions fébriles; et ces petites opérations doivent être exécutées avec une prudence extrême.

En résumé, il y a des cas où la prostate est atteinte d'hypertrophie par dégénérescence adeno-fibromateuse. Il faut enlever la tumeur prostatique qui comprime l'urèthre, pour les raisons qui commandent l'ablation d'un fibrome utérin comprimant le rectum, ou l'extirpation d'un goître comprimant la trachée. L'indication opératoire peut également se poser à la suite des hémorragies.

Il y a d'autres cas où l'urèthre est étranglée par les tissus prostatiques et périprostatiques chroniquement enflammés et cicatriciels; il faut exciser la guangue scléreuse périurétrale pour rendre au canal sa souplesse et son calibre.

Enfin, il est une dernière catégorie de cas, où la compression de l'urètre résulte de la formation d'abcès intraprostatiques. L'excision de cette éponge de pus périurétrale fait disparaître l'obstacle à la miction et supprime un foyer infectieux.

Cette diversité de cas anatomiques provoque une grande variabilité de difficultés opératoires. Toutefois, l'opération m'a toujours paru possible et s'est toujours révélé bénigne, sauf dans un cas qui était précisément un exemple de prostatite suppurée, avec infection de la vessie et des reins.

B) TECHNIQUE OPÉRATOIRE

J'ai suivi scrupuleusement la technique indiquée par Proust. Toutefois, dans le cas de prostates volumineuses, j'ai morcelé l'organe en sept ou huit fragments, pour ménager l'urèthre avec plus de sécurité.

J'ai employé les instruments de Proust, construits par Collin.

Le malade a toujours été placé dans la position assise renversée, l'anus regardant le plafond.

Je n'ai pas fait usage de table spéciale. Le bassin du malade a toujours été soulevé par des draps roulés ; et les jambes maintenues par deux aides.

J'ai rencontré des calculs dans cinq cas, et quelques uns m'ont paru compliquer singulièrement l'opération. Chez un malade, j'ai enlevé par la voie périnéale, un calcul du volume d'un œuf de poule. Son extraction a déterminé une déchirure de la vessie, que je n'ai pas réparée. Chez ce malade, les mictions se font aussi bien que chez les autres. Chez un autre malade, j'ai pratiqué la lithotritie périnéale et j'ai du continuer par une taille, pour extraire les fragments.

Chez les trois autres, j'ai pu extraire les calculs par la voie périnéale, après la lithotritie ; celle ci étant exécutée par une boutonnière uréthrale avant l'extirpation prostatique. L'aspiration a du être insuffisante, car les malades ont éliminé des fragments pendant quelques jours.

Je n'ai pas encore pratiqué de prostatectomie suspubienne ; mais je considère que dorénavant je devrai y avoir recours quand j'aurai à pratiquer dans la même séance l'extirpation d'un calcul et d'une prostate.

Je dirai deux mots *des sutures* et *des ligatures* susceptibles d'être appliquées au cours de cette opération. J'ai placé des ligatures chez mes trois premiers opérés. Je n'en ai placé aucune chez tous les autres. Chez deux de ces derniers, on a du renouveler le tamponnement, trois heures après l'opération, par suite d'une hémorrhagie qui est restée sans conséquence. S'il est des cas exceptionnels où la ligature est utile, on peut dire presque toujours que le tamponnement suffit.

Je considère les sutures comme aussi inutiles que les ligatures. J'ai suturé l'urèthre de rois malades. Ils n'ont pas guéri plus vite que les autres. Ce processus de réparation spontanée s'explique aisément : la plaie de l'urèthre s'infecte toujours légèrement, et le rôle de la suture reste nul. J'ai donc renoncé à placer des sutures soit dans l'urèthre soit sur la peau.

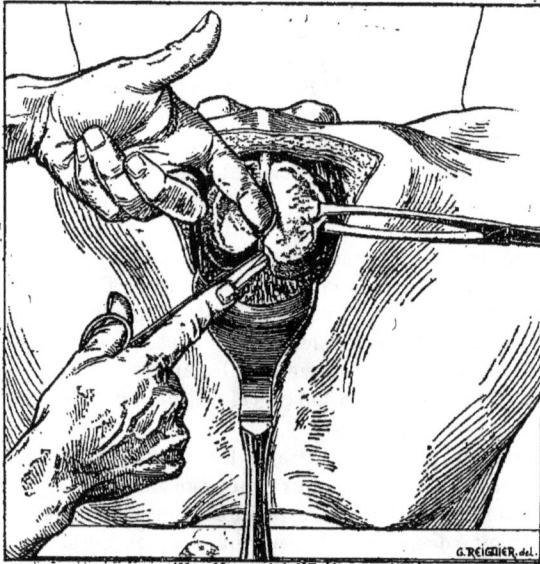

Morcellement de la prostate. La difficulté de ce temps opératoire provient de la nécessité d'enlever l'organe malade, sans léser l'urèthre avec lequel il est confondu. On arrive à respecter le canal, en sculptant, à l'aide des ciseaux, un fragment prostatique, tandis que l'index est introduit dans l'urèthre et se rend compte de l'épaisseur des tissus sectionnés.

C) SOINS POST-OPÉRATOIRES

Mes deux premiers opérés ont eu l'urèthre suturé et une sonde placée d'emblée dans le canal. Le second est mort : les deux autres ont perdu l'urine par le périnée pendant un mois. Chaque jour la sonde à demeure a été renouvelée. Chez les huit opérés qui suivirent, les opérations furent faites sans ligatures, sans sutures ; une sonde de Pezzer fut introduite dans la vessie et ressortit par le périnée. Au bout de huit jours, ce drainage périnéal fut remplacé par une sonde à demeure changée deux fois par semaine, et enlevée trois semaines plus tard. La guérison complète demanda quatre ou six semaines. Chez mes dix derniers opérés je plaçais une sonde périnéale pendant cinq ou six jours, et la supprimai au bout d'une semaine en ne la remplaçant par rien. Les malades furent soumis simplement à des irrigations d'eau oxygénée, le liquide pénétrant par la verge et ressortant par le périnée. Au bout de trois semaines environ, ils commencèrent à uriner par la verge et la fistule périnéale se ferma complètement de la cinquième à la huitième semaine.

Dès que les premières gouttes d'urine apparaissaient par la verge, c'est-à-dire vers le vingtième jour, on passait tous les jours un béniqué précédé et suivi d'un lavage. Ce béniqué a pour but d'orienter l'urèthre et de le maintenir dans le plan sagittal de l'individu.

Somme toute je considère les soins post-opératoires singulièrement facilités depuis que j'ai supprimé la sonde à demeure. Celle-ci nécessite la présence du chirurgien lui-même, ou celle d'un aide très expérimenté.

Sonde périnéale pendant une semaine, grand lavage pas la verge pendant trois semaines, passage de béniqués, tel est actuellement notre traitement post-opératoire de la prostatectomie

D) RÉSULTATS

Le point le plus intéressant est l'étude des résultats et surtout des résultats éloignés. Malheureusement, la plus ancienne de nos opérations ne date que de quatorze mois.

Je n'ai aucune raison de penser que les moins malades retrouvent dans l'avenir des troubles aussi incommodants que les phénomènes dysurèques ayant nécessité l'intervention ; quant aux plus atteints de nos malades, il est certain que je leur ai sauvé la vie ou prolongé l'existence, en admettant que les bons résultats actuellement constatés ne soient que temporaires.

A) *Résultats immédiats.*

Ces résultats sont très bons, puisque je n'ai perdu qu'un seul malade sur 21 opérés. Il s'agissait d'un vieillard de 76 ans, chez qui l'autopsie fit reconnaître des lésions de pycélonèphrite suffurée. Les premières interventions ont duré une heure ou une heure un quart ; les dernières, 10 minutes (prostates facilement énacléables) ou 30 à 40 minutes (prostates scléreuses avec sclérose périprostatovésicale) Je n'ai observé aucun choc, sauf dans deux cas, où il y a eu une hémorragie post-opératoire, dont le tamponnement a eu facilement raison.

B) *Résultats éloignés.*

Ce sont des résultats encore peu éloignés, mais qui donnent pourtant une grande satisfaction au chirurgien et au malade.

Les malades opérés à la suite d'une rétention aigue ou pour des uréthrorragies consécutives au cathétérisme donnent des résultats merveilleux. *Ils vident complètement leur vessie ;* les urines sont claires ; le jet vigoureux ; la fréquence des mictions est normale.

Cela tient à ce que pour la plupart, les accidents n'étaient ni trop anciens ni entretenus par le cathétérisme Chez aucun malade, la fistule périnéale n'a subsisté. Chez aucun d'eux il ne faut recourir au cathétérisme évacuateur. Trois prostatectomises on un résidu de 20 à 30 grammes.

La fréquence des mictions est de temps à autre un peu accrue ; mais leur état est très supérieur à celui de leur vie préopératoire.

Les malades qui habitent la ville viennent me voir toutes les trois ou quatre semaines, et je leur passe un béniqué 50. La sonde métallique est « déglutie » sans effort. Je ne puis revoir les malades qui habitent la campagne. Ils sont tellement satisfaits de leur état, qu'ils jugent inutile de répondre à mon appel par une visite.

Tous mes malades ont le périnée souple, même ceux qui ont perdu des urines pendant deux mois par cette voie. Chez ces derniers, les tissus se sont assouplis progressivement. Je dois dire toutefois que deux de mes malades porteurs de prostates suppurées et opérés il y a trois semaines environ, n'urinent pas encore par la verge. J'ai la certitude pourtant, que les mictions naturelles reviendront, car j'ai eu plusieurs malades qui n'ont commencé à uriner par la verge qu'au bout d'un mois. La plaie périnéale s'est néanmoins fermée au bout de deux mois.

Somme toute, les résultats immédiats sont excellents ; l'opération est bénigne ; l'état des malades six mois ou un an après l'intervention se rapproche à peu de chose près de la normale et donne un bonheur réel aux opérés dont la plupart sont très enthousiastes de leur intervention.

(*Les observations de ces malades seront publiées dans un prochain travail du docteur Robert Proust*).

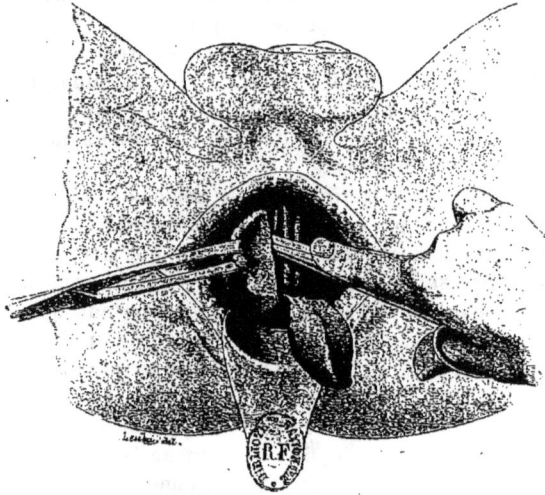

Morcellement de la prostate. Le lobe droit est séparé de l'urèthre. Le lobe gauche est en cours de morcellement.

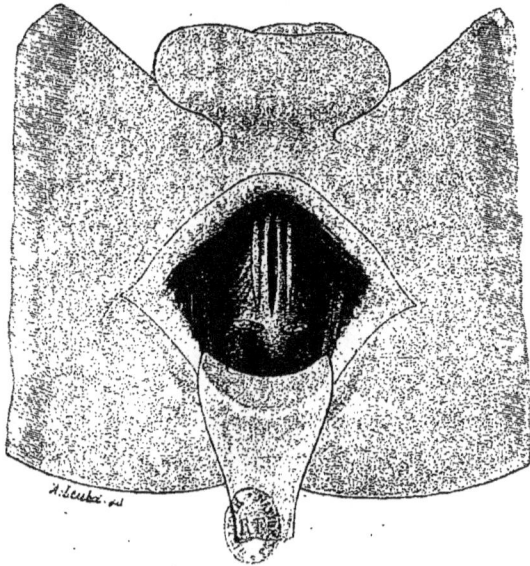

La prostate est enlevée. On voit au milieu, l'urèthre prostatique fendu en long et nulle-
ment déchiré. De chaque côté les releveurs de l'anus écartés; en arrière, deux pédicules vascu-
laires liés. La valve postérieure protège toujours le rectum.

RÉSUMÉ

J'ai pratiqué 21 prostatectomies chez des sujets âgés de 56 à 77 ans, je n'ai eu qu'un décès ; il s'agissait d'un vieillard de 76 ans très déprimé, à l'autopsie duquel j'ai trouvé des lésions graves de pyélo-néphrite. Ces diverses opérations me font conclure, comme tous ceux qui en ont pratiqué, à la bénignité extrême de la méthode et à l'excellence des résultats. Les malades guérissent sans fistules et urinent définitivement sans sonde.

Il est pourtant certains points qui ont fixé mon attention et sur lesquels je ferai quelques remarques.

1° *La Variabilité de difficulté opératoire provenant de l'état des tissus prostatiques ou péri-prostatiques.* Chez 14 malades, la décortication sous-capsulaire a été facile et l'extirpation s'est faite rapidement par morcellement multiple, ou par extraction en deux fragments, suivant le volume de l'organe. Chez 7 malades, j'ai éprouvé des difficultés par suite de la nature des tissus ; Ou bien, la prostate et sa capsule étaient confondues en une gangue scléreuse à limites indécises, je ne pus alors décortiquer la prostate et j'ouvris même une fois le péritoine ; ou bien, la prostate était bourrée de petits abcès, friable et je dus la " déchiqueter " sur place, en respectant péniblement l'urètre. Les résultats furent néanmoins bons, mais j'ignore si les tissus périnéaux conserveront dans l'avenir leur souplesse actuelle.

2° *Opérations complémentaires nécessitées par la présence des calculs.* Cinq de mes malades étaient calculeux et j'ai employé la cystotomie sus-pubienne ou la lithotritie périnéale concurremment à la prostatectomie périnéale ; les malades ont guéri mais l'opération a été notablement prolongée ; je compte donc désormais sur *la prostatectomie trans-vésicale sus-pubienne pour opérer les prostatiques porteurs de calculs.*

3° *Inutilité des sutures uréthrales et de la sonde à demeure.* — Je ne place jamais de suture sur la fente uréthrale ni sur le col de la vessie; *je ne place plus de sonde à demeure.* Je mets, après l'opération, une sonde de Pezzer dans la vessie et la laisse sortir par le périnée. Au bout de 6 à 7 jours je l'enlève et ne la remplace par rien. Le malade est simplement soumis, par le méat, à de grands lavages, qui ressortent par le périnée, et à l'introduction quotidienne d'un béniqué. La miction par la verge apparaît spontanément vers le 20° jour, et la fistule périnéale se ferme du 30° au 50° jour. Moins on place de sonde à demeure, et plus rares sont les orchites post-opératoires. L'essentiel est que l'opérateur excise soigneusement les tissus prostatiques tout en respectant scrupuleusement l'urètre : La réparation de ce dernier se fait seule sans le secours de la suture ; le passage des béniqués empêche les déviations du canal.

29957. — AMIENS. — IMPRIMERIE PICARD

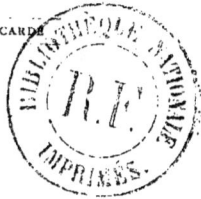

29957. — AMIENS. — IMPRIMERIE PICARDE

www.ingramcontent.com/pod-product-compliance
Lightning Source LLC
Chambersburg PA
CBHW070222200326
41520CB00018B/5752